Superfood Revolution: Trasforma la Tua Vita con Ricette Facili e Nutrizionali

Sommario

- Introduzione
- Cap. 1: Introduzione ai Superfood
- Cap. 2: La Scienza della Nutrizione
- Cap. 3: Come Integrare i Superfood nella Vita Quotidiana
- Cap. 4: Ricette Facili per la Colazione
- Cap. 5: Pranzi Nutrienti e Leggeri
- Cap. 6: Cene Ricche di Sapore
- Cap. 7: Snack e Spuntini Energizzanti
- Cap. 8: Superfood per il Benessere Mentale
- Cap. 9: Piano Alimentare di 30 Giorni
- Cap. 10: Consigli per il Successo e Conclusione

Introduzione

Benvenuto in un viaggio che trasformerà il tuo modo di vedere il cibo e il tuo rapporto con la salute. I superfood non sono semplicemente una moda alimentare: sono un ponte tra ciò che mangiamo e il nostro benessere fisico e mentale. Grazie alla loro straordinaria densità di nutrienti, questi alimenti possono migliorare la qualità della tua vita, aumentando la tua energia, rafforzando il sistema immunitario e supportando il tuo equilibrio emotivo.

Viviamo in un'epoca in cui siamo circondati da cibi trasformati e poveri di nutrienti. Spesso ci troviamo a corto di tempo, scegliendo pasti veloci che, seppur convenienti, non sempre nutrono adeguatamente il nostro corpo. Ma cosa succederebbe se potessi rendere ogni pasto un'occasione per sentirti più forte, più sano e più concentrato? Questo libro ti mostrerà come farlo in modo semplice e sostenibile.

Non serve essere uno chef o avere accesso a ingredienti esotici per iniziare. I superfood, infatti, possono essere integrati facilmente nella tua routine quotidiana, senza complicazioni. Questo libro non è solo una guida alimentare, ma una fonte di ispirazione per esplorare nuovi sapori e creare abitudini che ti accompagneranno per tutta la vita.

Che tu stia cercando di aumentare la tua energia, migliorare la digestione, rafforzare il sistema immunitario o semplicemente rendere i tuoi pasti più gustosi e sani, qui troverai tutte le risposte. Attraverso strategie pratiche, ricette facili e un piano alimentare di 30 giorni, scoprirai come i superfood possano rivoluzionare il tuo benessere.

Preparati a intraprendere un viaggio verso una vita più sana e consapevole. Sei pronto a scoprire il potere dei superfood? Cominciamo.

Capitolo 1: Il Potere Segreto dei Superfood

I superfood sono molto più che una moda passeggera o un'idea esotica. Rappresentano una risorsa fondamentale per migliorare la salute e il benessere in modo naturale, grazie alla loro capacità di apportare nutrienti essenziali e benefici specifici con un impatto significativo. Questa categoria di alimenti si distingue per la densità dei nutrienti che offrono rispetto alla quantità consumata. Un cucchiaio di semi di chia, ad esempio, può fornire una quantità di omega-3 e fibre maggiore rispetto a molti altri alimenti comunemente consumati in grandi quantità.

Per comprendere appieno il valore dei superfood, è importante guardare oltre il termine commerciale che li circonda. La storia ci insegna che questi alimenti erano già apprezzati molto prima che venissero definiti tali. Gli antichi Aztechi, ad esempio, consideravano i semi di chia sacri per la loro capacità di fornire energia e resistenza. In Perù, la maca era utilizzata per migliorare la fertilità e l'energia fisica. In India, la curcuma veniva celebrata non solo come spezia, ma anche come rimedio per combattere infiammazioni e infezioni. Questo legame tra tradizione e scienza moderna rende i superfood particolarmente interessanti e potenti. Ciò che rende unico ogni superfood è la combinazione di nutrienti che offre. Prendiamo il cacao crudo: non è solo l'ingrediente base del cioccolato, ma una fonte straordinaria di flavonoidi, composti naturali che migliorano la salute del cuore e del cervello. A differenza del cacao processato che si trova nella maggior parte dei dolci, il cacao crudo conserva i suoi nutrienti intatti, rendendolo un'aggiunta ideale a frullati e dessert salutari. La chiave per sfruttare al massimo i benefici del cacao crudo, e di molti altri superfood, è consumarli nella loro forma meno lavorata possibile. Un aspetto fondamentale dei superfood è la loro versatilità. Possono essere facilmente integrati nella dieta quotidiana senza grandi cambiamenti. Ad esempio, aggiungere un cucchiaino di curcuma al tè pomeridiano o spolverare una manciata di semi di lino su un'insalata è un modo semplice per arricchire i pasti di nutrienti essenziali. Questo approccio pratico rende i superfood accessibili a chiunque, indipendentemente dal livello di esperienza in cucina. Gli antiossidanti sono tra i composti più importanti presenti nei superfood. Queste molecole aiutano a combattere i radicali liberi, sostanze dannose che possono accelerare l'invecchiamento e contribuire allo sviluppo di malattie croniche. Gli antiossidanti sono particolarmente abbondanti in alimenti come i mirtilli, il tè verde e l'açai, ma si trovano anche in opzioni più comuni come gli spinaci e le noci. Questo significa che non è necessario cercare superfood esotici per ottenere i benefici di questi nutrienti potenti. Anche una dieta ricca di verdure a foglia verde e frutti di stagione può fornire un apporto significativo di antiossidanti. Il legame tra superfood e prevenzione delle malattie è supportato da numerose ricerche scientifiche. Ad esempio, l'aggiunta di semi di lino alla dieta quotidiana è stata associata a una riduzione dei livelli di colesterolo e a un miglioramento della salute cardiovascolare. La spirulina, una microalga ricca di proteine e minerali, è nota per le sue proprietà disintossicanti e per il supporto al sistema immunitario. Questi benefici non derivano da proprietà magiche, ma dal modo in cui i nutrienti presenti nei superfood interagiscono con il nostro organismo. Quando consumati regolarmente, questi alimenti possono fornire un supporto continuo alla salute generale. Un errore comune è pensare che i superfood siano necessariamente costosi o difficili da trovare. In realtà, molti alimenti comunemente disponibili possono essere considerati superfood per la loro densità nutrizionale. Gli spinaci, ad esempio, sono ricchi di ferro e vitamina C, mentre le noci forniscono grassi sani e antiossidanti. Anche l'aglio, spesso usato come semplice insaporitore, è un superfood grazie alle sue proprietà antibatteriche e al suo effetto positivo sul sistema immunitario. Riconoscere il valore di questi alimenti quotidiani può rendere l'introduzione dei superfood nella dieta più semplice ed economica. L'approccio migliore per integrare i superfood nella dieta è partire da piccoli cambiamenti. Non è necessario rivoluzionare il proprio stile di vita o investire in ingredienti costosi. Iniziare con una o due nuove abitudini, come aggiungere un cucchiaino di semi di chia al proprio yogurt o preparare una bevanda calda con curcuma e latte vegetale, può essere sufficiente per iniziare a notare i benefici. Questi cambiamenti graduali sono più sostenibili nel tempo e rendono più facile trasformare i superfood in una parte naturale della routine quotidiana. Oltre ai benefici fisici, i superfood possono influenzare positivamente anche il benessere mentale. Alcuni alimenti, come il cacao crudo e i mirtilli, sono noti per migliorare l'umore grazie ai composti che stimolano la produzione di serotonina e dopamina, gli ormoni della felicità. Altri, come la maca e la spirulina, aiutano a combattere la stanchezza e a migliorare la concentrazione. Questo rende i superfood non solo un'aggiunta nutrizionale, ma anche un supporto per affrontare meglio le sfide quotidiane. Integrare i superfood nella propria alimentazione non significa seguire una dieta rigida o complicata. Al contrario, si tratta di arricchire i pasti con alimenti che offrono benefici straordinari. La semplicità è la chiave: un'insalata arricchita con semi di lino o un frullato con una manciata di mirtilli può trasformare un pasto ordinario in un'opportunità per migliorare la salute. Questa filosofia rende i superfood accessibili a tutti, indipendentemente dal budget o dallo stile di vita. Alla base di ogni scelta alimentare consapevole c'è l'idea che il cibo sia una forma di cura. I superfood non sono una soluzione rapida, ma un investimento a lungo termine nella salute e nel benessere. Ogni pasto è un'opportunità per nutrire il corpo con gli ingredienti di cui ha bisogno per funzionare al meglio. Con il tempo, l'integrazione dei superfood può diventare una seconda natura, offrendo benefici che vanno ben oltre il semplice apporto calorico.

Capitolo 2: La Scienza della Nutrizione

La scienza della nutrizione rappresenta la base su cui costruire una comprensione approfondita del valore dei superfood. Prima di esplorare come questi alimenti si inseriscano in una dieta sana, è essenziale comprendere come il corpo utilizzi i nutrienti per funzionare al meglio. La nutrizione non è semplicemente un processo di consumo calorico, ma un sistema complesso che coinvolge macro e micronutrienti, enzimi, ormoni e cellule che lavorano in sinergia per mantenere l'equilibrio e il benessere. I macronutrienti – carboidrati, proteine e grassi – sono le fondamenta della dieta. I carboidrati forniscono energia immediata al corpo sotto forma di glucosio, alimentando le attività quotidiane e il funzionamento del cervello. Tuttavia, non tutti i carboidrati sono uguali: quelli complessi, presenti nei cereali integrali e nei legumi, rilasciano energia lentamente, mantenendo stabile il livello di zuccheri nel sangue. I carboidrati semplici, come lo zucchero raffinato, possono invece causare picchi glicemici seguiti da un rapido calo di energia. I superfood, come la quinoa e i semi di chia, sono fonti eccellenti di carboidrati complessi, offrendo non solo energia sostenuta ma anche fibre essenziali per la digestione.

Le proteine sono un altro pilastro fondamentale. Composte da amminoacidi, le proteine sono necessarie per la costruzione e la riparazione dei tessuti, la produzione di enzimi e ormoni, e il supporto del sistema immunitario. Le proteine animali, come quelle contenute nel pollo e nel pesce, sono fonti complete di tutti gli amminoacidi essenziali, ma anche alcune fonti vegetali, come la spirulina e la quinoa, offrono profili proteici completi. La spirulina, in particolare, è una delle fonti proteiche vegetali più dense, con un contenuto proteico superiore al 60% del suo peso. I grassi, spesso demonizzati, sono in realtà fondamentali per la salute. I grassi insaturi, come quelli presenti nell'avocado, nelle noci e nei semi di lino, supportano la salute del cuore e del cervello. Al contrario, i grassi trans e saturi, presenti in alimenti trasformati e fritti, possono contribuire a malattie cardiovascolari e infiammazioni. I superfood come l'olio di cocco, pur essendo ricco di grassi saturi, contengono trigliceridi a catena media che il corpo utilizza rapidamente come fonte di energia, rendendolo un'opzione interessante se consumato con moderazione. Accanto ai macronutrienti, i micronutrienti svolgono un ruolo altrettanto importante. Vitamine e minerali sono essenziali per una vasta gamma di funzioni corporee. Ad esempio, la vitamina C, presente nei mirtilli e negli agrumi, è un potente antiossidante che supporta il sistema immunitario e favorisce la produzione di collagene, essenziale per la salute della pelle. Il ferro, necessario per la produzione di emoglobina, è abbondante negli spinaci e nei semi di zucca. Tuttavia, il ferro di origine vegetale è meno facilmente assorbito rispetto a quello di origine animale. Per migliorare l'assorbimento del ferro vegetale, è consigliabile consumarlo insieme a una fonte di vitamina C, come il succo di limone. Gli antiossidanti meritano una menzione speciale. Questi composti, presenti in molti superfood, proteggono il corpo dai danni dei radicali liberi, molecole instabili che possono accelerare l'invecchiamento e contribuire allo sviluppo di malattie croniche. I polifenoli, un tipo di antiossidante presente nel tè verde e nel cacao crudo, sono noti per migliorare la salute cardiovascolare e ridurre l'infiammazione. La curcumina, il principio attivo della curcuma, ha dimostrato proprietà antinfiammatorie e antitumorali in numerosi studi. La fibra, pur non essendo un nutriente tradizionale, è essenziale per la salute dell'apparato digerente. La fibra solubile, presente nei semi di chia e nei legumi, forma un gel nell'intestino che rallenta l'assorbimento del glucosio, stabilizzando i livelli di zucchero nel sangue. La fibra insolubile, invece, aggiunge volume alle feci e favorisce un transito intestinale regolare. Integrare alimenti ricchi di fibre nella dieta non solo migliora la digestione, ma riduce anche il rischio di malattie cardiovascolari e diabete di tipo 2. Un altro aspetto cruciale della scienza della nutrizione è il ruolo dei fitonutrienti, composti naturali presenti nelle piante che offrono benefici unici. I carotenoidi, ad esempio, sono responsabili dei colori vivaci di alimenti come le carote e le patate dolci e supportano la salute degli occhi. Gli isotiocianati, presenti nei broccoli e negli altri membri della famiglia delle crucifere, hanno dimostrato proprietà antitumorali. Capire la scienza dietro i superfood non è solo affascinante, ma anche estremamente pratico. Quando comprendiamo come funzionano i nutrienti, possiamo fare scelte alimentari più consapevoli e strategiche. Questo significa scegliere alimenti che non solo saziano, ma nutrono il corpo a livello cellulare. Ad esempio, invece di optare per un cereale raffinato a colazione, si può scegliere la quinoa, che offre non solo carboidrati complessi, ma anche proteine, fibre e minerali essenziali. Integrare questi concetti nella dieta quotidiana può sembrare complesso, ma in realtà è sorprendentemente semplice. Si tratta di sostituire gradualmente alimenti meno nutrienti con opzioni più dense di nutrienti. Invece di uno snack a base di patatine, si può scegliere un mix di noci e semi. Per dolcificare una bevanda, il miele grezzo o lo sciroppo d'acero sono alternative più nutrienti rispetto allo zucchero raffinato. La scienza della nutrizione ci insegna che non esiste un approccio unico per tutti. Ogni individuo ha esigenze diverse basate su fattori come l'età, il livello di attività fisica e le condizioni di salute. Tuttavia, i principi fondamentali rimangono gli stessi: una dieta ricca di cibi integrali e superfood può fornire i mattoni necessari per costruire una salute ottimale. Questo capitolo ha lo scopo di fornire una base solida per comprendere il ruolo cruciale dei nutrienti, preparandoci a esplorare nel dettaglio come i superfood possano essere utilizzati per soddisfare queste esigenze in modo pratico e gustoso.

Capitolo 3: Come Integrare i Superfood nella Vita Quotidiana

Integrare i superfood nella vita quotidiana non è solo una questione di aggiungere alimenti salutari alla propria dieta, ma di creare un equilibrio sostenibile che si adatti al proprio stile di vita e alle proprie esigenze personali. I superfood, con la loro straordinaria concentrazione di nutrienti, offrono un'opportunità unica per migliorare la qualità della nostra alimentazione senza richiedere cambiamenti drastici. Questo capitolo esplora strategie pratiche per rendere i superfood una parte naturale della tua routine giornaliera, aiutandoti a massimizzare i benefici senza complicazioni. L'idea di introdurre i superfood può sembrare inizialmente un'impresa complessa, soprattutto per chi è abituato a una dieta più tradizionale o ricca di cibi trasformati. Tuttavia, la chiave per il successo è iniziare in piccolo. Non è necessario rivoluzionare completamente le proprie abitudini alimentari dall'oggi al domani. Invece, è più efficace incorporare gradualmente nuovi ingredienti e sperimentare con ricette semplici che combinino i superfood con alimenti già familiari. Ad esempio, l'aggiunta di un cucchiaino di semi di chia al tuo yogurt mattutino non solo migliorerà il contenuto di fibre e omega-3, ma ti permetterà di iniziare la giornata con un piccolo cambiamento positivo. Un altro aspetto cruciale è scegliere i superfood che si adattano meglio al tuo gusto, alle tue esigenze nutrizionali e al tuo stile di vita. Ad esempio, se hai poco tempo per cucinare, potresti preferire superfood che richiedono una preparazione minima, come la spirulina in polvere, che può essere facilmente mescolata in frullati, o le noci, che sono uno snack pronto e pratico. Se invece ami cucinare, potresti divertirti a sperimentare con ricette che utilizzano ingredienti come la quinoa o la curcuma, creando piatti non solo nutrienti ma anche deliziosi. Un ottimo punto di partenza per integrare i superfood nella tua dieta è concentrarsi sui pasti principali: colazione, pranzo e cena. La colazione è un momento ideale per includere alimenti ricchi di nutrienti, poiché fornisce l'energia necessaria per affrontare la giornata. Un esempio perfetto è un frullato a base di latte vegetale, una banana, una manciata di spinaci e un cucchiaino di spirulina. Questo mix semplice offre una combinazione di proteine, carboidrati complessi, vitamine e minerali in pochi minuti. Per coloro che preferiscono una colazione più sostanziosa, una bowl di avena con mirtilli freschi, semi di lino e una spolverata di cacao crudo può essere un'alternativa nutriente e soddisfacente. Il pranzo è un altro momento strategico per introdurre i superfood. Puoi iniziare aggiungendo una fonte di proteine vegetali, come la quinoa, alla tua insalata. La quinoa non solo aggiunge un sapore leggero e una consistenza piacevole, ma fornisce anche proteine complete e fibre per mantenerti sazio fino alla cena. Anche le verdure crucifere, come i broccoli e il cavolo riccio, sono facili da includere nei pasti principali e offrono un potente mix di antiossidanti e fitonutrienti. La cena rappresenta un'opportunità per includere superfood che favoriscono il recupero e il rilassamento. Ad esempio, una zuppa di lenticchie rosse con curcuma e zenzero può essere un piatto confortante e antinfiammatorio. Oppure, puoi preparare un piatto principale a base di salmone, ricco di omega-3, accompagnato da un contorno di patate dolci, che forniscono carboidrati complessi e beta-carotene. L'idea è creare pasti equilibrati che includano una varietà di nutrienti essenziali senza rinunciare al gusto. Oltre ai pasti principali, gli spuntini rappresentano un'occasione eccellente per integrare i superfood nella tua routine. Uno dei modi più semplici per farlo è preparare barrette energetiche fatte in casa con ingredienti come datteri, semi di chia, noci e cacao crudo. Questi snack non solo sono facili da preparare, ma ti forniscono anche una dose di energia naturale senza zuccheri raffinati. Se preferisci qualcosa di salato, puoi optare per hummus fatto in casa arricchito con spirulina, da gustare con bastoncini di verdure fresche. Integrare i superfood nella tua vita quotidiana non significa solo scegliere gli alimenti giusti, ma anche imparare a combinarli in modo intelligente. Alcuni nutrienti, infatti, funzionano meglio quando vengono consumati insieme. Ad esempio, la vitamina C migliora l'assorbimento del ferro non eme presente nelle piante. Questo significa che una spremuta di limone su un'insalata di spinaci può aumentare significativamente la quantità di ferro che il tuo corpo assorbe. Allo stesso modo, i grassi sani come l'olio d'oliva o l'avocado aiutano il corpo a assimilare le vitamine liposolubili come la vitamina A, D, E e K. Comprendere queste interazioni ti permetterà di ottenere il massimo dai tuoi pasti. Una strategia efficace per integrare i superfood è pianificare i pasti in anticipo. Questo ti aiuterà non solo a risparmiare tempo, ma anche a evitare scelte impulsive meno salutari. Puoi dedicare un paio d'ore alla settimana per preparare ingredienti base come quinoa cotta, verdure grigliate e salse nutrienti, che possono essere facilmente combinati in vari piatti durante la settimana. Ad esempio, una ciotola di quinoa preparata in anticipo può diventare un'insalata, un contorno o una base per un piatto principale, semplicemente aggiungendo diversi condimenti o proteine. Non bisogna sottovalutare l'importanza di rendere i superfood una parte piacevole e sostenibile della propria vita. Se cerchi di forzarti a consumare alimenti che non ti piacciono, è probabile che abbandonerai rapidamente l'abitudine. Invece, concentrati su ciò che ami e cerca di incorporare gradualmente nuovi ingredienti per ampliare le tue opzioni. Prova ricette diverse, gioca con i sapori e non aver paura di sperimentare. La cucina può essere un'occasione per scoprire non solo nuovi sapori, ma anche nuovi modi di prenderti cura di te stesso. Infine, ricorda che integrare i superfood nella tua dieta è un viaggio, non una destinazione. Non ci sono regole rigide da seguire, né è necessario essere perfetti. Ogni piccolo cambiamento conta e ogni pasto è un'opportunità per fare una scelta più sana. Con il tempo, questi piccoli cambiamenti possono accumularsi e trasformarsi in abitudini durature che migliorano la tua salute e il tuo benessere generale.

Capitolo 4: Ricette Facili per la Colazione

La colazione è considerata il pasto più importante della giornata, il momento in cui il corpo si risveglia dopo ore di digiuno notturno e necessita di energia e nutrienti per affrontare le sfide quotidiane. È anche il pasto che offre la migliore opportunità per introdurre superfood in modo semplice e delizioso. Questo capitolo è dedicato a esplorare ricette facili, creative e nutrienti per la colazione che includono i superfood, rendendo ogni mattina un'occasione per iniziare la giornata con una dose di salute e vitalità. L'introduzione dei superfood a colazione non richiede competenze culinarie avanzate né ingredienti difficili da reperire. È sufficiente conoscere alcune combinazioni chiave e i metodi per valorizzare i nutrienti presenti in questi alimenti. Una colazione ideale dovrebbe fornire una combinazione equilibrata di carboidrati complessi, proteine, grassi sani e fibre, tutti elementi che si trovano nei superfood. Prendiamo come esempio un frullato mattutino: con una base di latte vegetale, una banana per dolcezza naturale, una manciata di spinaci freschi e un cucchiaino di spirulina in polvere, è possibile creare una bevanda ricca di energia e nutrienti in pochi minuti. Uno dei motivi principali per cui molte persone saltano la colazione o optano per opzioni poco salutari è la mancanza di tempo. Tuttavia, esistono molte ricette che possono essere preparate in anticipo o che richiedono solo pochi minuti al mattino. Ad esempio, il pudding di semi di chia è un'opzione versatile e deliziosa.

Prepararlo è semplice: basta mescolare semi di chia con latte vegetale e lasciarli riposare in frigorifero durante la notte. Al mattino, si può aggiungere frutta fresca, miele o cacao crudo per completare il piatto. I semi di chia, ricchi di omega-3, fibre e proteine, offrono un'energia sostenuta e migliorano la digestione. Un'altra opzione popolare è l'avocado toast, che combina carboidrati complessi del pane integrale con i grassi sani dell'avocado. Per arricchire ulteriormente il piatto, è possibile aggiungere semi di canapa, che apportano proteine complete, o una spolverata di curcuma per un tocco antinfiammatorio. Questo piatto non solo è rapido da preparare, ma offre anche una base energetica stabile per la giornata. Per chi preferisce una colazione calda, il porridge è un classico intramontabile che può essere facilmente arricchito con superfood. Preparare un porridge a base di avena integrale è un'ottima scelta per chi desidera una colazione saziante e ricca di fibre. Una volta cotto, il porridge può essere personalizzato con topping come mirtilli freschi, semi di lino macinati, noci tritate e un filo di sciroppo d'acero. Ogni ingrediente aggiunge un valore nutritivo unico: i mirtilli offrono antiossidanti, i semi di lino forniscono omega-3 e le noci apportano grassi sani e proteine. I superfood possono anche essere incorporati in ricette dolci senza sensi di colpa. I pancake alla banana sono un esempio perfetto: mescolando una banana schiacciata con farina integrale, un uovo e un pizzico di cannella, si ottiene una pastella semplice e salutare. Per un tocco extra, si possono aggiungere semi di chia o polvere di spirulina all'impasto. Questi pancake sono facili da preparare, gustosi e adatti a tutta la famiglia. Per chi ama il caffè o il tè al mattino, è possibile trasformarli in una bevanda ancora più salutare aggiungendo superfood. Il latte d'oro, ad esempio, è una bevanda calda a base di latte vegetale e curcuma, spesso arricchita con zenzero e pepe nero per migliorare l'assorbimento della curcumina. Questa bevanda non solo è deliziosa, ma offre anche benefici antinfiammatori e supporta il sistema immunitario. La pianificazione gioca un ruolo cruciale nel rendere la colazione un'abitudine costante e salutare. Dedica qualche minuto la sera prima per preparare gli ingredienti o le basi delle ricette, come il pudding di semi di chia o il porridge da lasciare a riposo durante la notte. Questa semplice pratica ti permette di risparmiare tempo al mattino e garantisce che la tua colazione sia pronta e piena di nutrienti. Oltre alla praticità, è importante anche considerare la varietà. Mantenere la colazione interessante è fondamentale per evitare la monotonia e assicurarsi di ottenere una gamma completa di nutrienti. Alternare tra frullati, toast, porridge, pancake e bevande calde arricchite con superfood ti permette di sperimentare nuovi sapori e combinazioni, mantenendo alta la motivazione. Un altro elemento da considerare è il gusto. Molte persone associano i superfood a sapori difficili o poco appetibili, ma con le giuste combinazioni e ricette, è possibile creare piatti deliziosi che piacciono a tutti. Ad esempio, un frullato al cioccolato a base di cacao crudo, banana e latte di mandorla è un'opzione golosa che nasconde ingredienti altamente nutrienti. La colazione è anche un'opportunità per coinvolgere la famiglia e rendere il pasto un momento di connessione. Coinvolgere i bambini nella preparazione di ricette semplici come i pancake o i frullati non solo li incoraggia a provare nuovi alimenti, ma li educa anche sull'importanza di una dieta equilibrata. Può diventare un momento di condivisione e apprendimento, trasformando la colazione in una tradizione familiare. Infine, non sottovalutare l'impatto che una colazione ricca di superfood può avere sul tuo benessere generale. Iniziare la giornata con un pasto nutriente ti dà energia, migliora la concentrazione e stabilizza il tuo umore. Questo impatto positivo si riflette su tutto il resto della giornata, rendendoti più produttivo e meno incline a scelte alimentari poco salutari. In conclusione, integrare i superfood nella colazione è una scelta intelligente e sostenibile per migliorare la tua salute e il tuo benessere. Con ricette semplici, pianificazione e un po' di creatività, puoi trasformare il primo pasto della giornata in un'esperienza deliziosa e nutriente che supporta i tuoi obiettivi di salute a lungo termine.

Capitolo 5: Pranzi Nutrienti e Leggeri

Il pranzo rappresenta un momento cruciale della giornata, non solo per soddisfare la fame, ma anche per rifornire il corpo di energia e nutrienti necessari per affrontare il resto delle attività quotidiane. È il pasto che deve bilanciare leggerezza e sostanza, fornendo una combinazione di macronutrienti e micronutrienti essenziali senza appesantire. In questo capitolo, esploreremo come creare pranzi nutrienti e leggeri che incorporino superfood, rendendoli non solo salutari, ma anche deliziosi e pratici. Iniziare a includere superfood nel pranzo è un ottimo modo per trasformare questo pasto in una fonte di energia prolungata e benessere. La chiave per un pranzo equilibrato è combinare una buona fonte di carboidrati complessi, come la quinoa o il farro, con proteine di alta qualità, grassi sani e un'abbondanza di verdure ricche di fibre e antiossidanti. Ad esempio, un'insalata di quinoa con avocado, pomodorini e ceci non solo è veloce da preparare, ma rappresenta anche un pasto completo che ti mantiene sazio a lungo senza appesantirti. La quinoa è un alimento straordinario da includere nei pranzi. Questo pseudocereale, originario delle Ande, è una fonte di proteine complete, contenendo tutti gli amminoacidi essenziali. È anche ricco di fibre, che favoriscono la digestione, e di minerali come ferro, magnesio e potassio. La quinoa può essere utilizzata come base per insalate, piatti caldi o addirittura zuppe. Ad esempio, una semplice insalata di quinoa può essere arricchita con spinaci freschi, semi di girasole e una spolverata di curcuma per un tocco antinfiammatorio. Per chi preferisce un pranzo caldo, le zuppe e i piatti unici sono opzioni eccellenti. Una zuppa di lenticchie rosse con curcuma e latte di cocco, ad esempio, non solo è confortante e deliziosa, ma fornisce anche una combinazione di proteine vegetali, fibre e grassi sani. Le lenticchie sono una fonte straordinaria di ferro e folati, mentre il latte di cocco aggiunge una cremosità naturale e un apporto equilibrato di grassi saturi a catena media. La curcuma, con le sue proprietà antinfiammatorie, completa il piatto rendendolo non solo nutriente, ma anche benefico per la salute generale. Un'altra opzione pratica per il pranzo sono le bowl, piatti unici composti da vari ingredienti disposti in modo creativo. Le Buddha bowl, ad esempio, combinano una base di carboidrati complessi, come il riso integrale o il farro, con una varietà di verdure crude e cotte, una fonte di proteine, come il tofu o il salmone, e un condimento saporito. Questi piatti sono altamente personalizzabili e rappresentano un modo perfetto per incorporare una varietà di superfood in un unico pasto. Per una Buddha bowl ricca di nutrienti, puoi combinare spinaci freschi, quinoa, avocado, carote grattugiate, ceci croccanti e una salsa a base di tahini e succo di limone. Oltre ai piatti principali, i contorni possono giocare un ruolo importante nel rendere il pranzo più interessante e nutriente. Ad esempio, le chips di kale sono un contorno croccante e saporito che può essere preparato in pochi minuti. Basta mescolare le foglie di cavolo riccio con un filo d'olio d'oliva, un pizzico di sale e una spolverata di lievito alimentare, quindi cuocerle al forno fino a renderle croccanti. Il kale è uno dei superfood più nutrienti, ricco di vitamina K, vitamina C e antiossidanti, che supportano la salute delle ossa e del sistema immunitario. Integrare i superfood nel pranzo non significa rinunciare al gusto. Al contrario, molti superfood hanno sapori distintivi che possono arricchire qualsiasi piatto. Ad esempio, i semi di melograno, con il loro sapore dolce e acidulo, sono un'aggiunta perfetta a insalate e piatti di cereali. Non solo migliorano il sapore, ma forniscono anche una dose di antiossidanti e vitamina C. Un'altra opzione è il cacao crudo, che può essere utilizzato in condimenti o salse per aggiungere una nota di complessità e un apporto di flavonoidi benefici per la salute del cuore. Il pranzo è anche un momento ideale per sperimentare con erbe e spezie, che non solo aggiungono sapore, ma offrono anche benefici per la salute. Ad esempio, lo zenzero fresco può essere grattugiato nelle zuppe o nelle salse per un tocco speziato e un supporto digestivo. L'aglio, noto per le sue proprietà antibatteriche e antifungine, è un ingrediente base che può essere utilizzato in una varietà di piatti per migliorare il gusto e la nutrizione. Un'altra considerazione importante è la preparazione anticipata. Pianificare e preparare il pranzo in anticipo ti permette di risparmiare tempo e di evitare di fare scelte poco salutari quando sei occupato o stanco. Dedica un'ora durante il fine settimana a preparare ingredienti base come quinoa cotta, verdure grigliate e proteine cucinate, che possono essere combinati in vari modi durante la settimana. Ad esempio, una ciotola di quinoa preparata in anticipo può essere trasformata in un'insalata, un contorno o un piatto principale semplicemente cambiando i condimenti o aggiungendo diversi superfood. Infine, il pranzo non è solo un'occasione per nutrire il corpo, ma anche per prendersi una pausa dalla frenesia della giornata. Sedersi a tavola e gustare un pasto preparato con cura può avere un effetto positivo non solo sulla digestione, ma anche sul benessere mentale. Integrare i superfood nel pranzo ti permette di trasformare questo momento in un'opportunità per prenderti cura di te stesso, supportando il tuo corpo e la tua mente con alimenti che nutrono in profondità. Con le giuste strategie, il pranzo può diventare il pasto che definisce la tua giornata, offrendo energia, leggerezza e un supporto nutrizionale completo. Non importa se sei a casa, al lavoro o in viaggio: con un po' di pianificazione e creatività, puoi trasformare ogni pranzo in un'occasione per goderti i benefici straordinari dei superfood.

Capitolo 6: Cene Ricche di Sapore

La cena è un momento speciale della giornata, un'occasione per rilassarsi e rigenerarsi dopo una lunga giornata di lavoro o attività. È il pasto che prepara il corpo al riposo notturno, un momento ideale per concentrarsi su alimenti che favoriscano il recupero, il rilassamento e il benessere generale. Integrare i superfood nella cena è un modo efficace per bilanciare il pasto, soddisfare il palato e supportare le funzioni corporee durante il sonno. Questo capitolo esplorerà come creare cene ricche di sapore che includano superfood, combinando gusto, nutrizione e semplicità. A differenza della colazione o del pranzo, la cena ha un ruolo unico: deve essere sufficientemente saziante per evitare di svegliarsi affamati durante la notte, ma anche leggera per non interferire con la digestione e il sonno. Una cena ideale dovrebbe includere proteine magre, carboidrati complessi, grassi sani e un'abbondanza di verdure. Gli ingredienti chiave per una cena perfetta sono facilmente arricchiti con superfood che forniscono nutrienti essenziali senza appesantire. Un esempio classico di cena equilibrata è il curry di verdure, un piatto versatile che si presta a infinite variazioni. Preparato con latte di cocco, curcuma, zenzero e una varietà di verdure fresche come zucchine, melanzane e carote, questo piatto è una combinazione di sapori esotici e nutrienti potenti. La curcuma, con le sue proprietà antinfiammatorie, e lo zenzero, che favorisce la digestione, sono perfetti per una cena leggera e benefica. Per aggiungere proteine, si possono includere ceci, lenticchie o tofu, trasformando il curry in un pasto completo e soddisfacente. Le zuppe sono un'altra eccellente opzione per la cena. Una zuppa di miso arricchita con spirulina, alghe nori e tofu è un esempio di come i superfood possano essere integrati in un piatto tradizionale per migliorarne il valore nutrizionale. Il miso, un prodotto fermentato, è una fonte naturale di probiotici che supportano la salute intestinale, mentre la spirulina fornisce proteine di alta qualità e un mix unico di vitamine e minerali. Per chi preferisce piatti più semplici, un'insalata calda di spinaci con quinoa e avocado è una soluzione rapida e nutriente. Gli spinaci, ricchi di ferro e vitamina K, possono essere leggermente saltati in padella con olio d'oliva e aglio, quindi combinati con quinoa cotta e fette di avocado. Una spruzzata di succo di limone non solo aggiunge freschezza, ma aiuta anche l'assorbimento del ferro presente negli spinaci. Un altro piatto versatile e gustoso è il salmone al forno con semi di lino e broccoli al vapore. Il salmone, ricco di omega-3, supporta la salute del cuore e del cervello, mentre i semi di lino aggiungono una dose extra di fibre e grassi sani. I broccoli, una verdura crucifera ricca di antiossidanti e fitonutrienti, completano il piatto offrendo una protezione contro lo stress ossidativo. Per prepararlo, basta spennellare il salmone con olio d'oliva, spolverarlo con semi di lino e cuocerlo al forno fino a quando non è tenero e saporito. La cena è anche un'opportunità per sperimentare con ricette più elaborate e gusti internazionali. Un esempio è il Buddha Bowl serale, una combinazione di ingredienti che include riso integrale, tofu marinato, edamame, carote grattugiate e una salsa di tahini. Questo piatto non solo è visivamente attraente, ma offre anche un mix perfetto di nutrienti e sapori. Per arricchirlo ulteriormente, si possono aggiungere semi di sesamo o una spolverata di spirulina in polvere.

Oltre ai piatti principali, i contorni possono trasformare una cena ordinaria in un pasto straordinario. Ad esempio, le patate dolci al forno con spezie sono un contorno versatile e ricco di carboidrati complessi e beta-carotene. Basta tagliare le patate dolci a spicchi, condirle con olio d'oliva, paprika e pepe nero, e cuocerle al forno fino a renderle croccanti all'esterno e morbide all'interno. Anche le bevande serali possono essere arricchite con superfood. Una tisana rilassante a base di camomilla, zenzero fresco e miele è ideale per concludere la giornata con una nota calmante. Se desideri un'alternativa più nutriente, prova un "latte della luna" preparato con latte di mandorla, curcuma, cannella e un pizzico di noce moscata. Questa bevanda, oltre a favorire il rilassamento, supporta il sistema immunitario e migliora la qualità del sonno. Integrare i superfood nella cena non significa rinunciare alla praticità. Molte di queste ricette possono essere preparate in anticipo o adattate per soddisfare le esigenze di una famiglia occupata. Pianificare i pasti e preparare ingredienti base come quinoa cotta, verdure arrostite e salse nutrienti ti permette di creare cene rapide e gustose senza stress. Infine, è importante ricordare che la cena non è solo un momento per nutrire il corpo, ma anche per nutrire lo spirito. Condividere un pasto ricco di superfood con la famiglia o gli amici può diventare un rituale serale che favorisce il benessere emotivo e le relazioni. L'attenzione ai dettagli nella preparazione e la scelta di ingredienti freschi e nutrienti trasformano la cena in un'esperienza piacevole e rigenerante. Con un po' di creatività e pianificazione, le cene possono diventare un'opportunità per esplorare nuovi sapori, migliorare la salute e concludere la giornata in modo nutriente e soddisfacente. Integrare i superfood nei tuoi pasti serali ti aiuterà a creare una routine che supporta il benessere fisico e mentale, rendendo ogni cena un momento speciale e significativo.

Capitolo 7: Snack e Spuntini Energizzanti

Gli snack e gli spuntini rappresentano un'opportunità fondamentale per integrare i superfood nella dieta quotidiana in modo semplice e gustoso. Contrariamente alla percezione comune che gli spuntini siano una concessione calorica, questi momenti possono diventare una fonte preziosa di energia e nutrimento, specialmente se strutturati con attenzione e arricchiti da ingredienti nutrienti come i superfood. In questo capitolo, esploreremo ricette, idee e strategie per preparare snack facili, veloci e pieni di benefici per la salute. Gli spuntini sono spesso demonizzati, associati a cibi trasformati e poveri di nutrienti come patatine o biscotti confezionati. Tuttavia, con una pianificazione intelligente e la scelta di ingredienti di qualità, è possibile trasformare gli snack in una parte integrante di una dieta sana. Gli spuntini a base di superfood non solo soddisfano la fame tra un pasto e l'altro, ma forniscono anche una dose concentrata di nutrienti essenziali. Ad esempio, una manciata di noci miste arricchite con bacche di goji e semi di zucca è uno snack rapido che offre grassi sani, proteine e antiossidanti in un solo boccone. Un'opzione estremamente versatile per gli spuntini è rappresentata dalle barrette energetiche fatte in casa. Prepararle è semplice: basta mescolare ingredienti come datteri, avena, semi di lino, cacao crudo e burro di mandorle, quindi modellare il composto in barrette e conservarle in frigorifero. Questi snack non solo sono pratici da portare con sé, ma offrono anche una combinazione equilibrata di carboidrati complessi, proteine e grassi sani. Per personalizzare le barrette, puoi aggiungere polveri di superfood come spirulina o maca per un apporto extra di nutrienti. I frullati sono un altro spuntino perfetto per integrare superfood. Basta un frullatore e pochi minuti per preparare una bevanda nutriente e saziante. Una combinazione semplice ma efficace può includere latte vegetale, una banana, una manciata di spinaci freschi, un cucchiaino di spirulina e qualche mandorla. Questo tipo di frullato è ricco di vitamine, minerali e proteine, ideale per una pausa di metà mattina o come recupero post-allenamento. Per un tocco di dolcezza naturale, puoi aggiungere frutti come ananas o mango, che bilanciano il sapore terroso di alcuni superfood in polvere. Per chi ama sgranocchiare qualcosa di croccante, le chips di kale rappresentano un'alternativa salutare e gustosa alle classiche patatine. Prepararle è semplice: basta condire le foglie di cavolo riccio con olio d'oliva, sale e un pizzico di lievito alimentare, quindi cuocerle in forno fino a renderle croccanti. Queste chips sono un concentrato di nutrienti, ricche di vitamina K, antiossidanti e fibre, perfette per uno snack pomeridiano o da servire come aperitivo.

Un altro snack pratico e nutriente è rappresentato dagli hummus arricchiti con superfood. L'hummus classico, a base di ceci, tahini, succo di limone e olio d'oliva, può essere arricchito con ingredienti come spirulina, barbabietola o avocado per creare varianti colorate e nutrienti. L'hummus è un'ottima fonte di proteine vegetali e grassi sani, ideale da abbinare a bastoncini di verdure fresche come carote, cetrioli e peperoni. Questo tipo di snack non solo è sano, ma anche visivamente invitante, rendendolo perfetto per tutta la famiglia. Per chi preferisce dolci naturali, i "bites" a base di datteri e frutta secca sono un'ottima scelta. Questi piccoli bocconcini si preparano frullando datteri, noci, cacao crudo e un pizzico di cannella, formando poi delle palline che possono essere conservate in frigorifero. Ricchi di fibre, zuccheri naturali ed energia, questi dolcetti sono perfetti per soddisfare la voglia di dolce senza ricorrere a zuccheri raffinati. Gli smoothie bowl sono un'altra idea creativa per uno snack energizzante e visivamente accattivante. Preparare una smoothie bowl richiede pochi ingredienti: frutta congelata, latte vegetale e una base di superfood come açai o spirulina. Una volta frullati, il composto viene servito in una ciotola e decorato con topping come frutta fresca, semi di chia, granola e cocco grattugiato. Questi snack non solo sono nutrienti, ma anche un'opportunità per esplorare combinazioni di sapori e texture. Un altro modo interessante per integrare i superfood negli snack è attraverso le bevande calde.

Una tazza di tè verde matcha, ad esempio, può essere trasformata in un latte al matcha con l'aggiunta di latte vegetale e un pizzico di vaniglia. Il matcha, ricco di antiossidanti e un'ottima fonte di energia naturale, è perfetto per una pausa pomeridiana. Se preferisci una bevanda più speziata, il golden milk a base di curcuma, zenzero e cannella è un'alternativa rilassante e benefica. La preparazione anticipata è fondamentale per rendere gli snack sani una parte costante della tua routine. Dedicare un'ora alla settimana alla preparazione di barrette, bites o chips ti permette di avere sempre a portata di mano opzioni nutrienti e gustose. Inoltre, conservare gli snack in porzioni singole facilita il controllo delle quantità e rende più semplice portarli con sé ovunque. Integrare i superfood negli snack non significa solo migliorare la qualità della tua alimentazione, ma anche sostenere i tuoi livelli di energia e benessere durante tutta la giornata. Che tu abbia bisogno di una pausa veloce al lavoro, di un recupero post-allenamento o di uno spuntino serale, le opzioni sono infinite. Con un po' di creatività e pianificazione, gli snack possono diventare una parte divertente e nutriente della tua dieta, aiutandoti a mantenere alta l'energia e la concentrazione senza rinunciare al gusto.

Capitolo 8: Superfood per il Benessere Mentale

Il cibo che consumiamo non nutre solo il corpo, ma influisce anche sulla mente. La connessione tra alimentazione e salute mentale è un campo sempre più studiato, e i superfood giocano un ruolo fondamentale in questo equilibrio. Alcuni alimenti, grazie ai loro composti nutrienti, possono migliorare l'umore, ridurre lo stress e aumentare la concentrazione. Questo capitolo esplorerà come integrare i superfood nella dieta quotidiana per supportare il benessere mentale, con un focus su alimenti che favoriscono la salute cerebrale, l'equilibrio ormonale e la resilienza allo stress. La salute mentale dipende in gran parte dal funzionamento del cervello, che richiede un costante apporto di nutrienti specifici per mantenersi sano e attivo. I grassi sani, ad esempio, sono essenziali per costruire e mantenere le membrane cellulari nel cervello. Alimenti ricchi di omega-3, come il salmone, le noci e i semi di lino, sono noti per migliorare la memoria, la concentrazione e persino l'umore. L'integrazione di questi superfood nella dieta può avere effetti profondi sulle funzioni cognitive e sul benessere emotivo. Un altro nutriente cruciale per il cervello è la vitamina B, in particolare la B6, la B12 e l'acido folico, che sono coinvolti nella produzione di neurotrasmettitori come la serotonina e la dopamina. Questi neurotrasmettitori regolano l'umore, il sonno e la risposta allo stress. Gli spinaci, i ceci e l'avocado sono superfood ricchi di vitamine del gruppo B, ideali per supportare queste funzioni vitali. Includere questi alimenti nei pasti quotidiani può contribuire a mantenere un equilibrio mentale stabile e a ridurre i sintomi dell'ansia e della depressione. Gli antiossidanti, presenti in abbondanza nei superfood, proteggono il cervello dallo stress ossidativo, un processo che può accelerare l'invecchiamento cerebrale e aumentare il rischio di malattie neurodegenerative. I mirtilli, ad esempio, sono ricchi di antocianine, potenti antiossidanti che migliorano la comunicazione tra le cellule cerebrali e promuovono la neurogenesi, ovvero la crescita di nuove cellule nervose. Consumare regolarmente mirtilli, sia freschi che congelati, è un modo semplice e delizioso per sostenere la salute cerebrale. Lo stress è un fattore che influisce negativamente sia sulla salute mentale che su quella fisica. I superfood adattogeni, come la maca e l'ashwagandha, sono particolarmente utili per aiutare il corpo a rispondere meglio allo stress. La maca, una radice originaria delle Ande, è nota per migliorare l'energia, l'umore e l'equilibrio ormonale. Può essere aggiunta a frullati o porridge per iniziare la giornata con una dose di resilienza naturale. L'ashwagandha, invece, è un'erba ayurvedica che riduce il cortisolo, l'ormone dello stress, e promuove un senso di calma. Consumare una tisana all'ashwagandha la sera può aiutare a rilassarsi e a prepararsi per un sonno ristoratore. Il cacao crudo è un altro superfood straordinario per il benessere mentale. Ricco di magnesio, un minerale essenziale per il rilassamento muscolare e la regolazione dell'umore, il cacao stimola anche la produzione di endorfine e serotonina, noti come "ormoni della felicità". Preparare una cioccolata calda con cacao crudo, latte vegetale e un pizzico di cannella è una coccola perfetta per corpo e mente, particolarmente utile nei momenti di stress o malinconia. Anche il ruolo della flora intestinale nella salute mentale non può essere sottovalutato.

L'intestino, spesso definito "secondo cervello", ospita trilioni di batteri che influenzano direttamente la produzione di neurotrasmettitori. Alimenti fermentati come il kimchi, il miso e il kefir sono ricchi di probiotici che supportano una flora intestinale sana, migliorando così l'umore e la chiarezza mentale. Integrare questi alimenti nella dieta, ad esempio come contorno o condimento, può avere effetti positivi sia sulla digestione che sulla salute mentale. Per promuovere la concentrazione e la memoria, i superfood come la spirulina e il matcha sono particolarmente efficaci. La spirulina, un'alga ricca di proteine e ferro, migliora l'ossigenazione del cervello, mentre il matcha, una polvere di tè verde, fornisce una dose equilibrata di caffeina e l-teanina, un aminoacido che favorisce la calma e la concentrazione simultaneamente. Un frullato a base di spirulina o un matcha latte al mattino possono essere ottime scelte per iniziare la giornata con energia mentale. Le noci, con la loro forma che ricorda un piccolo cervello, sono un superfood simbolico per la salute mentale. Ricche di acidi grassi omega-3, vitamina E e antiossidanti, le noci migliorano la plasticità cerebrale e riducono l'infiammazione. Uno snack a base di noci, abbinato a frutta secca come le albicocche, è un'opzione pratica e nutriente per sostenere il cervello durante le ore più impegnative della giornata. Un'altra categoria di superfood utili per il benessere mentale sono i semi, come quelli di lino, chia e girasole. Questi semi sono ricchi di acidi grassi essenziali, magnesio e zinco, nutrienti che supportano la funzione cerebrale e riducono i sintomi dello stress. Aggiungere semi a yogurt, insalate o smoothie è un modo semplice per potenziare la salute mentale senza sforzo. Infine, il ruolo delle spezie non va sottovalutato. La curcuma, con il suo principio attivo curcumina, non solo riduce l'infiammazione cerebrale, ma migliora anche la produzione di fattori neurotrofici che stimolano la crescita di nuove cellule nervose. Una tisana calda a base di curcuma e zenzero o un piatto di curry ricco di questa spezia possono avere effetti benefici sull'umore e sulla funzione cognitiva. Integrare i superfood per il benessere mentale nella dieta quotidiana non è complicato. Con piccoli accorgimenti, come aggiungere mirtilli ai cereali mattutini, preparare un frullato con spirulina o gustare una tisana adattogena, è possibile supportare la mente in modo naturale e sostenibile. Questi alimenti non sono solo un sostegno per la salute mentale, ma un modo per coltivare un senso di equilibrio e vitalità che permea ogni aspetto della vita. Questo capitolo ha mostrato come il cibo sia un alleato prezioso per la mente. Con una comprensione più profonda del ruolo dei nutrienti e dei superfood nella salute mentale, possiamo fare scelte alimentari che migliorano non solo il nostro benessere fisico, ma anche la nostra resilienza emotiva e la nostra capacità di affrontare le sfide quotidiane.

Capitolo 9: Piano Alimentare di 30 Giorni

Integrare i superfood nella dieta quotidiana può sembrare un'impresa ambiziosa, ma con un piano ben strutturato diventa un percorso accessibile e sostenibile. In questo capitolo, ti guideremo attraverso un piano alimentare di 30 giorni, progettato per aiutarti a introdurre gradualmente i superfood nella tua routine e ottenere benefici tangibili per la tua salute e il tuo benessere. Il piano si concentra su pasti equilibrati, ricette pratiche e strategie che combinano gusto, nutrizione e semplicità. Il primo passo per iniziare un piano alimentare è stabilire obiettivi chiari e realistici. Vuoi migliorare il livello di energia, supportare il sistema immunitario, favorire la digestione o semplicemente esplorare nuovi sapori? Definire cosa desideri ottenere ti aiuterà a rimanere motivato durante il percorso. Ricorda, non si tratta di perfezione, ma di progressi graduali che portano a uno stile di vita più sano.

Settimana 1: Introduzione Graduale

La prima settimana è dedicata all'introduzione di alcuni superfood di base, concentrandosi su quelli più semplici da integrare. Questo periodo ti permette di adattarti a nuovi sapori e consistenze senza sentirti sopraffatto.

Colazione

Inizia la giornata con un frullato a base di latte vegetale, una banana, una manciata di spinaci e un cucchiaino di spirulina. Questa combinazione fornisce energia, fibre e un apporto significativo di micronutrienti. Se preferisci una colazione solida, opta per un porridge di avena arricchito con mirtilli freschi e semi di chia.

Pranzo

Prepara un'insalata di quinoa con avocado, ceci e pomodorini, condita con olio d'oliva e succo di limone. La quinoa fornisce proteine complete e fibre, mentre l'avocado aggiunge grassi sani e cremosità.

Cena

Prova un curry di lenticchie rosse con latte di cocco, curcuma e zenzero, servito con riso integrale. Questo piatto è facile da preparare e offre un mix bilanciato di carboidrati complessi, proteine e spezie antinfiammatorie.

Settimana 2: Espansione dei Superfood

Nella seconda settimana, iniziamo a introdurre una varietà maggiore di superfood, mantenendo comunque un approccio semplice e pratico.

Colazione

Sperimenta con un pudding di semi di chia preparato la sera prima. Mescola i semi di chia con latte vegetale, lascia riposare in frigorifero e al mattino aggiungi frutta fresca e una spolverata di cacao crudo.

Pranzo

Prova una zuppa di miso con tofu, alghe nori e una spolverata di spirulina. Questo piatto, ricco di probiotici e minerali, è leggero ma nutriente, perfetto per un pranzo equilibrato.

Cena

Prepara un salmone al forno con una crosta di semi di lino e un contorno di broccoli al vapore. I semi di lino forniscono omega-3 e un sapore leggermente nocciolato, mentre i broccoli sono ricchi di vitamina C e antiossidanti.

Settimana 3: Consolidamento delle Abitudini

La terza settimana è dedicata al consolidamento delle nuove abitudini, introducendo combinazioni di sapori più complesse e ricette che sfruttano i superfood in modi creativi.

Colazione

Prepara un pancake proteico mescolando farina integrale, una banana schiacciata, un uovo e un cucchiaino di maca in polvere. Aggiungi frutta fresca e miele per completare il piatto.

Pranzo

Prova una Buddha bowl composta da riso integrale, spinaci freschi, carote grattugiate, tofu marinato e una salsa di tahini. Questo piatto è altamente personalizzabile e ricco di nutrienti.

Cena

Crea una cena ispirata alla cucina mediterranea con melanzane grigliate, hummus arricchito con barbabietola e una fetta di pane integrale. Questo piatto è ricco di fibre, proteine vegetali e antiossidanti.

Settimana 4: Ottimizzazione e Varietà

Nell'ultima settimana, il focus è sull'ottimizzazione e sull'ampliamento delle opzioni, includendo superfood meno comuni e ricette innovative.

Colazione

Prepara uno smoothie bowl a base di açai, decorato con frutta fresca, semi di chia e granola. Questo piatto è non solo nutriente ma anche visivamente accattivante.

Pranzo

Sperimenta con un'insalata calda di farro, cavolo riccio saltato in padella e semi di zucca tostati. Il farro è una fonte eccellente di carboidrati complessi e fibre, mentre i semi di zucca aggiungono croccantezza e un apporto di zinco.

Cena

Prepara un piatto di noodles di zucchine con pesto di avocado, basilico e noci. Questo piatto leggero e saporito è un'ottima alternativa alla pasta tradizionale e offre un mix di grassi sani e sapori freschi.

Strategie di Successo

Durante questo piano alimentare di 30 giorni, è importante pianificare e preparare in anticipo per evitare di sentirsi sopraffatti. Dedica del tempo nel weekend per preparare ingredienti base come quinoa cotta, verdure grigliate e salse nutrienti. Mantieni una lista della spesa aggiornata con tutti i superfood necessari e cerca di esplorare nuovi ingredienti e combinazioni ogni settimana.

Un altro aspetto cruciale è ascoltare il tuo corpo. Ogni individuo ha esigenze diverse, quindi sentiti libero di adattare il piano in base ai tuoi gusti, obiettivi e preferenze personali. Se noti che un superfood non si adatta bene al tuo stile di vita o al tuo sistema digestivo, sostituiscilo con un'opzione equivalente.

Alla fine dei 30 giorni, avrai acquisito una maggiore consapevolezza dei superfood e del loro impatto sulla tua salute. Più importante ancora, avrai sviluppato abitudini alimentari che possono trasformarsi in uno stile di vita sostenibile, aiutandoti a sentirti energico, equilibrato e in salute. Questo piano non è solo un'esperienza di un mese, ma un punto di partenza per un viaggio verso un benessere duraturo.

10 Ricette per la Colazione

- **Frullato Verde Energetico**
- **Ingredienti**: 1 banana, 1 manciata di spinaci, 1 cucchiaino di spirulina, 250 ml di latte di mandorla, 1 cucchiaino di semi di chia.

- **Preparazione**: Frulla tutti gli ingredienti fino a ottenere una consistenza omogenea. Servi subito.
- **Porridge Cremoso con Mirtilli**
- **Ingredienti**: 50 g di avena, 250 ml di latte vegetale, 1 manciata di mirtilli, 1 cucchiaino di semi di lino, miele a piacere.
- **Preparazione**: Cuoci l'avena nel latte, aggiungi i mirtilli e i semi di lino. Dolcifica con miele.
- **Pancake alla Banana e Semi di Chia**
- **Ingredienti**: 1 banana schiacciata, 1 uovo, 2 cucchiai di farina integrale, 1 cucchiaino di semi di chia.
- **Preparazione**: Mescola gli ingredienti e cuoci in padella antiaderente.
- **Toast con Avocado e Semi di Canapa**
- **Ingredienti**: 1 fetta di pane integrale, ½ avocado, 1 cucchiaino di semi di canapa, sale e pepe.
- **Preparazione**: Spalma l'avocado sul pane tostato, aggiungi i semi di canapa e condisci.
- **Smoothie Bowl al Açai**
- **Ingredienti**: 1 confezione di açai congelato, 1 banana, 100 ml di latte di cocco, frutta fresca e granola.
- **Preparazione**: Frulla açai, banana e latte, versa in una ciotola e decora con frutta e granola.
- **Pudding di Semi di Chia e Cacao**
- **Ingredienti**: 3 cucchiai di semi di chia, 250 ml di latte vegetale, 1 cucchiaino di cacao crudo.
- **Preparazione**: Mescola gli ingredienti e lascia riposare in frigorifero per una notte.
- **Toast con Burro di Arachidi e Bacche di Goji**
- **Ingredienti**: 1 fetta di pane integrale, 1 cucchiaio di burro di arachidi, 1 cucchiaino di bacche di goji.

- **Preparazione**: Spalma il burro di arachidi sul pane tostato e aggiungi le bacche di goji.
- **Latte d'Oro alla Curcuma**
- **Ingredienti**: 250 ml di latte di mandorla, 1 cucchiaino di curcuma, 1 pizzico di pepe nero, miele.
- **Preparazione**: Scalda il latte con curcuma e pepe, dolcifica con miele.
- **Barrette di Avena e Noci**
- **Ingredienti**: 200 g di avena, 100 g di noci, 50 g di miele, 50 g di burro di mandorle.
- **Preparazione**: Mescola gli ingredienti, pressa in una teglia e cuoci a 180°C per 15 minuti.
- **Frullato Proteico alla Maca**
- **Ingredienti**: 1 banana, 1 cucchiaino di maca in polvere, 250 ml di latte di soia, 1 cucchiaio di burro di mandorle.
- **Preparazione**: Frulla tutti gli ingredienti e servi.

10 Ricette per il Pranzo

- **Insalata di Quinoa e Ceci**
- **Ingredienti**: 100 g di quinoa, 100 g di ceci, pomodorini, avocado, succo di limone.
- **Preparazione**: Cuoci la quinoa, mescola con ceci, pomodorini e avocado. Condisci con succo di limone.
- **Zuppa di Lenticchie Rosse**
- **Ingredienti**: 100 g di lenticchie rosse, 1 carota, 1 cipolla, 1 cucchiaino di curcuma.
- **Preparazione**: Cuoci tutti gli ingredienti in brodo vegetale fino a quando le lenticchie sono morbide.
- **Buddha Bowl**

- **Ingredienti**: Riso integrale, tofu grigliato, spinaci freschi, carote, semi di sesamo.
- **Preparazione**: Disponi tutti gli ingredienti in una ciotola e aggiungi salsa di tahini.
- **Wrap Vegetale**
- **Ingredienti**: 1 tortilla integrale, hummus, avocado, zucchine grigliate, rucola.
- **Preparazione**: Spalma l'hummus sulla tortilla, aggiungi gli altri ingredienti e arrotola.
- **Insalata di Spinaci e Melograno**
- **Ingredienti**: Spinaci freschi, chicchi di melograno, noci, aceto balsamico.
- **Preparazione**: Mescola gli ingredienti e condisci con aceto balsamico.
- **Curry di Verdure**
- **Ingredienti**: Zucchine, carote, latte di cocco, curry in polvere.
- **Preparazione**: Cuoci le verdure con latte di cocco e curry fino a ottenere un piatto cremoso.
- **Tofu alla Piastra con Verdure**
- **Ingredienti**: 200 g di tofu, zucchine, peperoni, salsa di soia.
- **Preparazione**: Griglia il tofu e le verdure, condisci con salsa di soia.
- **Pasta Integrale con Broccoli e Semi di Lino**
- **Ingredienti**: 100 g di pasta integrale, broccoli, 1 cucchiaio di semi di lino.
- **Preparazione**: Cuoci la pasta, salta i broccoli in padella e mescola con i semi di lino.
- **Insalata Calda di Farro**
- **Ingredienti**: 100 g di farro, pomodorini secchi, spinaci freschi, olio d'oliva.

- **Preparazione**: Cuoci il farro, mescola con gli altri ingredienti e condisci.
- **Zuppa di Miso e Alghe**
- **Ingredienti**: Miso, alghe nori, tofu, carote grattugiate.
- **Preparazione**: Sciogli il miso in acqua calda, aggiungi alghe, tofu e carote.

10 Ricette per la Cena

- **Salmone al Forno con Semi di Lino**
- **Ingredienti**: Filetto di salmone, semi di lino, olio d'oliva, limone.
- **Preparazione**: Spennella il salmone con olio, aggiungi semi di lino e cuoci al forno.
- **Zuppa di Zucchine e Curcuma**
- **Ingredienti**: 2 zucchine, 1 cipolla, 1 cucchiaino di curcuma, brodo vegetale.
- **Preparazione**: Cuoci le zucchine con il brodo e frulla fino a ottenere una crema.
- **Polpette di Quinoa e Spinaci**
- **Ingredienti**: 100 g di quinoa, spinaci cotti, 1 uovo, pangrattato.
- **Preparazione**: Mescola gli ingredienti, forma polpette e cuoci in forno.
- **Ratatouille**
- **Ingredienti**: Melanzane, zucchine, peperoni, pomodori, erbe aromatiche.
- **Preparazione**: Taglia le verdure, condisci con olio e cuoci al forno.
- **Pasta di Zucchine con Pesto di Avocado**
- **Ingredienti**: Zucchine a spirale, avocado, basilico, noci.

- **Preparazione**: Frulla avocado, basilico e noci, mescola con le zucchine.
- **Tofu Grigliato con Verdure**
- **Ingredienti**: Tofu, peperoni, melanzane, salsa di soia.
- **Preparazione**: Griglia il tofu e le verdure, condisci con salsa di soia.
- **Curry di Ceci**
- **Ingredienti**: Ceci, latte di cocco, pomodori, curry in polvere.
- **Preparazione**: Cuoci tutti gli ingredienti in una padella fino a ottenere una salsa densa.
- **Insalata di Cavolo Riccio e Melograno**
- **Ingredienti**: Cavolo riccio, chicchi di melograno, mandorle a scaglie, olio d'oliva.
- **Preparazione**: Mescola gli ingredienti e condisci con olio.
- **Pizza con Base di Cavolfiore**
- **Ingredienti**: Cavolfiore, formaggio grattugiato, passata di pomodoro, verdure.
- **Preparazione**: Prepara la base con cavolfiore cotto e formaggio, aggiungi condimenti e cuoci.
- **Melanzane Ripiene**
- **Ingredienti**: Melanzane, quinoa, pomodorini, erbe aromatiche.
- **Preparazione**: Svuota le melanzane, riempi con quinoa cotta e pomodorini, cuoci al forno.

Capitolo 10: Consigli per il Successo e Conclusione

Integrare i superfood nella dieta quotidiana è un viaggio personale, un processo che richiede tempo, dedizione e una buona dose di sperimentazione. Dopo aver esplorato ricette, strategie e benefici specifici nei capitoli precedenti, è importante soffermarsi su come rendere queste nuove abitudini una parte permanente del proprio stile di vita. Questo capitolo fornisce consigli pratici per mantenere il successo a lungo termine, affrontare le sfide comuni e continuare a evolversi nel percorso verso una vita sana e consapevole.

1. Focalizzati sulla Sostenibilità

Un errore comune quando si cerca di migliorare la propria alimentazione è adottare cambiamenti troppo drastici e difficili da mantenere nel tempo. La chiave per il successo è la sostenibilità. Invece di cercare di includere tutti i superfood contemporaneamente, scegli quelli che si adattano meglio al tuo stile di vita, al tuo budget e alle tue preferenze personali. Ad esempio, se ami i frullati, concentrati sull'aggiungere spirulina, maca o semi di chia alle tue ricette. Se preferisci pasti caldi, opta per zuppe ricche di superfood come curcuma, lenticchie e zenzero.

2. Crea una Routine

La creazione di una routine aiuta a trasformare i cambiamenti alimentari in abitudini durature. Dedica un momento della settimana alla pianificazione dei pasti e alla preparazione degli ingredienti. Puoi preparare porzioni di quinoa, tagliare verdure o cuocere snack come barrette di cereali e semi. Questa pratica riduce lo stress durante la settimana e garantisce che tu abbia sempre opzioni salutari a portata di mano.

3. Mantieni la Varietà

Una delle chiavi per mantenere l'interesse e il piacere nella dieta è variare gli alimenti e le ricette. Anche i superfood più nutrienti possono diventare monotoni se consumati sempre nello stesso modo. Esplora nuove combinazioni di sapori, prova ricette di diverse culture e non aver paura di sperimentare. Ad esempio, se sei abituato a usare la spirulina nei frullati, prova ad aggiungerla a una zuppa o a un condimento per insalata.

4. Sii Flessibile

La vita può essere imprevedibile, e ci saranno giorni in cui potresti non riuscire a seguire il tuo piano alimentare ideale. Non lasciare che questi momenti ti scoraggino. La flessibilità è essenziale per mantenere un equilibrio sano. Se un pasto non è stato come pianificato, cerca di fare scelte migliori per il pasto successivo senza sensi di colpa. Ricorda, il progresso è più importante della perfezione.

5. Coinvolgi la Famiglia e gli Amici

Integrare i superfood nella dieta può essere un'opportunità per coinvolgere chi ti sta intorno. Cucina insieme ai tuoi familiari, condividi nuove ricette con gli amici e organizza pasti che mettano in risalto i benefici dei superfood. Questo non solo rende il percorso più piacevole, ma crea anche una rete di supporto che ti aiuta a rimanere motivato.

6. Impara a Leggere le Etichette

Quando acquisti superfood confezionati, è fondamentale leggere attentamente le etichette per assicurarti che siano di alta qualità e privi di additivi o zuccheri aggiunti. Opta per versioni biologiche quando possibile e cerca prodotti che contengano solo l'ingrediente principale senza conservanti o aromi artificiali.

7. Ascolta il Tuo Corpo

Ogni persona è unica, e ciò che funziona per qualcuno potrebbe non funzionare per te. Presta attenzione a come ti senti quando consumi determinati superfood e adatta la tua dieta di conseguenza. Se un alimento ti provoca disagio o non si adatta al tuo gusto, non forzarti. Ci sono molte opzioni tra cui scegliere, quindi concentrati su quelle che ti fanno sentire meglio.

8. Monitora i Tuoi Progressi

Tenere traccia dei tuoi progressi può essere un ottimo modo per rimanere motivato. Puoi utilizzare un diario alimentare per annotare i superfood che hai provato, le ricette che ti sono piaciute di più e i benefici che hai notato, come maggiore energia, miglioramento dell'umore o perdita di peso. Questo ti aiuterà a identificare cosa funziona meglio per te e a celebrare i tuoi successi.

9. Educati Costantemente

Il mondo della nutrizione è in continua evoluzione, e c'è sempre qualcosa di nuovo da imparare. Mantieniti informato leggendo articoli, partecipando a workshop o seguendo esperti di nutrizione. Questa conoscenza non solo ti aiuterà a fare scelte alimentari migliori, ma ti darà anche la motivazione per continuare a esplorare nuovi superfood e approcci.

10. Celebra i Successi

Infine, celebra i tuoi successi, grandi o piccoli che siano. Ogni passo verso una dieta più sana è un traguardo. Premia te stesso preparando una ricetta speciale, acquistando un nuovo libro di cucina o semplicemente prendendoti un momento per riconoscere il tuo impegno. Coltivare una relazione positiva con il cibo e con te stesso è il più grande regalo che puoi fare al tuo benessere.

Conclusione

Questo percorso con i superfood non è solo una trasformazione alimentare, ma un viaggio verso un maggiore equilibrio e consapevolezza. I superfood non sono una soluzione rapida, ma un modo per nutrire il corpo e la mente in profondità, sostenendo una vita più sana e appagante. Con i giusti strumenti, la motivazione e una mentalità aperta, puoi integrare questi alimenti straordinari nella tua quotidianità, trasformando la tua alimentazione e migliorando la tua qualità di vita. Ora hai tutto ciò di cui hai bisogno per iniziare o continuare questo viaggio. Ricorda, la salute è un investimento a lungo termine, e ogni passo nella giusta direzione conta. Sperimenta, esplora e, soprattutto, goditi il processo. Buon viaggio verso una vita più sana e piena di energia!

www.ingramcontent.com/pod-product-compliance
Lightning Source LLC
Chambersburg PA
CBHW061316250726
48653CB00002B/950